VIVERE
SANI E FELICI
CON L'ACQUA
ALCALINA

The LyL Projects Team

ISBN
978-1-291-95512-5

ATTENZIONE

"L'acqua è la materia della vita. È matrice, madre e mezzo. Non esiste vita senza acqua."

Albert Szent-Gyorgyi

INDICE

Prefazione

LyL-Projects e' un idea, un sogno che diventa realtà. È l'idea di un'azienda che vuole proporre ai suoi clienti il risultato dei suoi progetti e della sua attività di ricerca: un insieme di prodotti capaci di coniugare tecnologia, innovazione e natura.

LyL-Projects si rivolge a chi vuole vivere la propria vita pienamente in salute e benessere attraverso prodotti innovativi che partano dai principi primi, da ciò di cui ciascuno di noi ha bisogno: acqua, luce, aria, equilibrio.

La LyL Projects è un'azienda organizzata per progetti. In questo momento stiamo lavorando a diverse iniziative seguendo diverse linee di programma, tra questi un ruolo particolarmente importante è rivestito dai sistemi di illuminazione full spectrum.

Scopo di questa breve pubblicazione è spiegare in modo molto semplice cos'è l'acqua alcalina e come si produce, descrivendone gli effetti benefici sulla salute e sul benessere per favorirne la massima diffusione. Attraverso questo breve documento riveleremo al lettore verità tanto insospettabili quanto sconcertanti. Rigorose ricerche scientifiche [1-18] hanno dimostrato che il nostro corpo implora acqua, tuttavia noi siamo abituati a non assumerne in quantità sufficiente. Il nostro corpo è mediamente costituito per più del 70% di acqua. È quindi intuitivo comprendere l'importanza dell'acqua per il funzionamento del nostro organismo. Dobbiamo bere acqua e possibilmente acqua di buona qualità: fresca, pura e alcalina. Sulla base di queste considerazioni la LyL Projects ha recentemente intrapreso il progetto, Aqua LyL, di cui questa breve pubblicazione fa parte.

Buona lettura.

CAPITOLO 1:
INTRODUZIONE

Capitolo 1
Introduzione

Non vi è alcun dubbio: la regolazione del pH, il livello di acidità, è una delle funzioni fondamentali del nostro organismo. Nonostante questo sia da sempre un fatto dato quasi per scontato, la scienza ha grandemente trascurato il ruolo delle alterazioni del pH come causa di malattia. Eppure Warburg, premio Nobel per la medicina nel 1931, più di 80 anni fa già diceva che la differenza fra una cellula tumorale ed una normale è che mentre la cellula normale necessita di ossigeno per il suo metabolismo, la cellula tumorale, che ci sia o non ci sia ossigeno, fermenta gli zuccheri, producendo acido lattico. L'accumulo di acido lattico è l'evento che innesca un processo di acidificazione del microambiente tumorale, che porta la massa neoplastica a isolarsi dal resto dell'organismo.

Certamente molti altri fattori sono in gioco, tuttavia sembra che le cellule cancerose prosperano a un pH intorno a 5,5, e che in condizioni anche lievemente meno acide di pH, intorno a 6,5, le cellule normali stanno molto male e spesso muoiono.

Il nostro organismo opera un controllo continuo del pH al livello di ogni singola cellula. Il sangue ad esempio deve mantenersi ad un livello di pH prossimo a 7,4, ossia lievemente alcalino, considerato che il pH neutro è 7,0.

In un organismo normale esistono una serie di compartimenti francamente acidi o acidissimi. Basti pensare che il pH dello stomaco, soprattutto durante la digestione, arriva a 1,0. Oppure il pH che si stabilisce fra l'osso e le cellule particolarmente attive durante l'accrescimento, è francamente acido (arrivando a livelli inferiori a 5,0).

È tuttavia interessante notare che i compartimenti acidi dell'organismo attirano la gran parte dei farmaci, che chimicamente sono per la quasi totalità delle basi deboli. E questa è la ragione per cui gli effetti collaterali dei farmaci si manifestano comunemente negli stessi organi, cioè negli organi che sono normalmente, lievemente o notevolmente acidi.

Tratto comune delle diverse ricerche [1-18] è il suggerimento di uno stile di vita dedicato al controllo del pH: l'uso sistematico di cibi che anziché acidificare l'organismo, consentano al nostro corpo di mantenere il pH in un ambito fisiologico. I principi fondamentali sono legati non al pH di base degli alimenti, ma alla capacità che i componenti principali degli alimenti hanno di acidificare. Gli zuccheri sono molto acidificanti, subito dopo vengono le proteine e infine i lipidi. I cibi a scarso contenuto di zuccheri, proteine e grassi sono poco acidificanti e quindi in grado di mantenere il pH in ambito fisiologico. Ad esempio i pomodori o gli agrumi, che sono di base acidi, sono poco acidificanti perché hanno un contenuto di zuccheri irrisorio. Di grande importanza è bere acqua alcalina. L'acqua che noi assumiamo giornalmente è spesso acida anche a causa dell'inquinamento crescente. Assumere giornalmente acqua controllata per le sue condizioni di pH e possibilmente alcalina è senz'altro una delle cose più importanti che ognuno di noi può fare. L'acqua alcalina neutralizza, e quindi tampona, i prodotti tossici acidi che si accumulano nel nostro corpo. L'assunzione di acqua alcalina, insieme ad una dieta che limita i cibi acidificanti, può essere veramente un toccasana per chiunque.

Se riusciamo a convivere con una dieta non acidificante e bere acqua alcalina, possiamo contribuire ad allungarci la vita e soprattutto a vivere meglio.

Per aiutare il lettore a comprendere cos'è l'acqua alcalina ionizzata e perché è importante per la nostra salute e il nostro benessere, senza tediarlo con lunghe dissertazioni dopo un breve capitolo che descrive cosa si intenda tecnicamente per acqua alcalina ionizzata, dedicheremo prima un intero capitolo sugli effetti dell'alcalinizzazione sul corpo umano ed un secondo capito sugli effetti dell'alcalinizzazione per gli sportivi. Parleremo infine del sistema Aqua LyL, il progetto di LyL Projects dedicato a questi argomenti.

CAPITOLO 2:
COS'E' L'ACQUA ALCALINA

Capitolo 2
Cos'è l'acqua alcalina

Prima di tutto cerchiamo di capire cosa sia il pH. Il pH è una scala di misura dell'acidità o della basicità di una soluzione. Il valore del pH va da 1 a 14. Poiché 7 è il valore del pH neutro, le sostanze acide hanno un pH inferiore a 7 mentre le sostanze alcaline hanno un pH superiore a 7.

È molto importante sapere che la scala del pH, illustrata nella figura seguente, sia una scala logaritmica, il che significa che un incremento di 1 corrisponde a un fattore 10 ossia, ad esempio, le sostanze con pH 6 sono 10 volte più acide delle sostanze con pH 7.

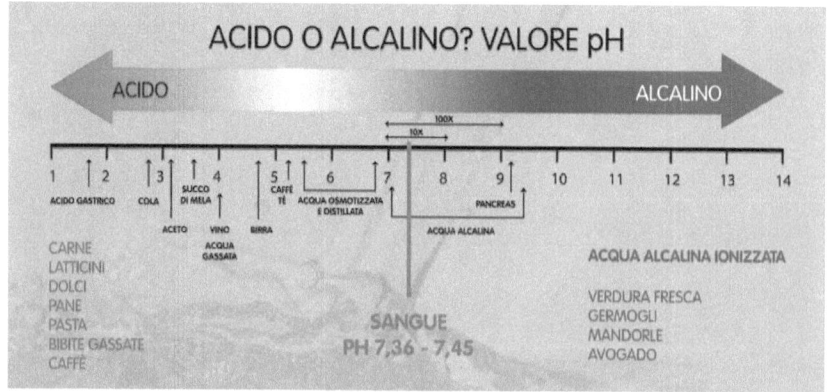

Figura 2.1: La scala del pH e il pH di alcune sostanze comuni

Tecnicamente quindi per acqua alcalina si intende un'acqua con un pH superiore a 7.

In termini più tecnici il pH è la rappresentazione logaritmica del contenuto, rispettivamente di ioni acidi (H+) e ioni basici (OH-) di un liquido.

In chimica, l'aggiunta di un elettrone viene chiamata "riduzione" mentre la sottrazione di un elettrone viene chiamata" ossidazione". Il valore noto come "potenziale di ossidoriduzione" o ORP (Oxidation Reduction Potential) o potenziale redox, descrive la capacità di una molecola o di un atomo di cedere elettroni (ossidandosi) o di riceverne (riducendosi ossia diventando antiossidante). Gli antiossidanti hanno un ORP negativo. La riduzione accumula energia in una sostanza. Un ORP negativo, espresso in mV (millivolt) indica anche il livello di energia di una sostanza. L'acqua alcalina ha un ORP negativo. L'acqua con un ORP negativo fornisce una riserva certa di elettroni liberi utili a bloccare l'ossidazione dei tessuti del corpo contrastando i radicali liberi.

In altre parole, l'acqua alcalina è un antiossidante ancora più potente di qualunque cibo e integratore, grazie all'eccezionale quantità di elettroni che contiene, pronti per essere ceduti. L'acqua alcalina agisce velocemente ed è capace di raggiungere molto rapidamente tutti i tessuti del corpo.

Spesso quando ci si riferisce all'acqua alcalina, con un ORP negativo, si parla di acqua viva, piena di energia. Quando l'ORP è positivo invece si parla di acqua morta. L'acqua che sgorga dai nostri rubinetti è spesso acqua morta perché abbonda di radicali liberi che in buona parte si generano durante il processo di potabilizzazione. Per rendere sicura l'acqua di rubinetto viene attuato un processo di sterilizzazione solitamente aggiungendo cloro, che uccide i batteri contenuti nell'acqua. Questo processo, però, genera anche una grande quantità di radicali liberi.

Ma come è possibile ottenere l'acqua alcalina? Un metodo semplice è approvvigionarsi da fonti alcaline. È interessante notare che gran parte della storia dell'evoluzione della nostra specie si è svolta nella famosa Rift Valley, ricca di laghi. Qui sono stati ritrovati i fossili di diversi nostri antenati, tra cui l'Homo Ergaster che sarebbe poi diventato Homo Sapiens. Tutti i laghi della Rift Valley sono alcalini: il Turkana ha un pH che va da 9,5 a 9,7, il Malawi ha un pH che va da 8,2 a 8,9 e il Tanganika ha un pH che va da 8 a 9. È ragionevole quindi ritenere che milioni di anni di evoluzione abbiano ottimizzato i nostri geni e la chimica del nostro organismo per l'assunzione di liquidi alcalini.

Una seconda possibilità per ottenere acqua alcalina è aggiungere all'acqua un concentrato alcalino, dei sali minerali, carbonati e bicarbonati o integratori alcalini.

Tuttavia lo stato dell'acqua con un potenziale di ossidoriduzione negativo è instabile: gli elettroni in poche ore volano via e l'acqua da prima si trasforma in acqua neutra e poi in acqua morta.

Durante il secolo scorso, ricercatori russi prima e giapponesi in seguito, hanno compreso che si può realizzare una vera acqua viva mediante un processo di elettrolisi e hanno realizzato i primi ionizzatori d'acqua. Durante questo processo avviene la decomposizione delle molecole di acqua. Una parte si satura di ossigeno e acquisisce proprietà acide (pH inferiore a 7) l'altra parte, invece, acquisisce un potenziale elettrico negativo, si carica di elettroni e diventa un debole elettrolita in grado di interagire velocemente con i liquidi presenti nel nostro organismo, i succhi gastrici, il sangue, la linfa e i liquidi intracellulari.

L'acqua alcalina migliore è quella prodotta da uno ionizzatore, e consumata fresca, poiché a differenza dell'acqua tamponata con sali alcalini, è ancora carica di elettroni. Gli ionizzatori moderni inoltre filtrano l'acqua eliminando le sostanze nocive, che spesso, se pur in minima quantità, sono presenti anche in alcune acque provenienti dagli acquedotti, la rendono alcalina, con un ORP negativo e con le molecole organizzate in micro-cluster. Le molecole d'acqua, infatti, formano tramite dei legami-ponte di idrogeno dei gruppi detti cluster. Più piccoli sono i cluster più l'acqua è fluida e più elevata è la sua capacità solvente.

L'acqua con questa caratteristica è carica di potenziale energetico. In effetti, l'acqua è alcalina grazie alla carica negativa degli ioni negativi mentre le sostanze acide sono sovraccariche di ioni positivi. È l'attrazione tra gli ioni negativi e quelli positivi che permette alle sostanze alcaline di tamponare, ossia neutralizzare le sostanze acide.

Un'ultima considerazione meritano le acqua minerali che acquistiamo in bottiglia. Il valore del pH riportato sulle etichette si riferisce al pH misurato alla sorgente. Il trasporto, la permanenza in contenitori di plastica e il tempo, rendono queste acque prima neutre e poi rapidamente anche molto acide. Lo possiamo verificare noi stessi con un qualsiasi semplice meccanismo di misurazione del pH (ad esempio una cartina tornasole).

Riassumendo:

- Abbiamo capito cos'è il pH e come si misura.
- L'acqua alcalina è un'acqua con un pH alcalino ossia superiore a 7.
- L'acqua alcalina ionizzata ha un ORP negativo il che la rende antiossidante.
- Abbiamo visto che un acqua sana è: pura, alcalina, antiossidante e micro-strutturata.

CAPITOLO 3:
ACQUA ALCALINA E
BENESSERE

Capitolo 3
Acqua alcalina e benessere

L'acqua è la base della vita e da questa dobbiamo partire quando discutiamo di temi legati all'energia e alla longevità. Paradossalmente l'acqua è anche l'elemento più scontato nella vita di tutti i giorni e ne sappiamo veramente poco.

L'acqua è importante per la nostra salute e dobbiamo berne a sufficienza. Acqua non significa bevande ma semplicemente acqua.

Le bevande di qualsiasi tipo, anche naturali, sono cibo. Il nostro corpo le recepisce come un qualcosa che deve in qualche modo digerire e assimilare. L'acqua pura, per il nostro organismo, è un mezzo di depurazione.

Certo il nostro organismo si è adattato a ricavare l'acqua dal cibo, bevande comprese, ma questo processo è complesso e consuma risorse.

Quando non beviamo acqua pura, il nostro organismo deve ricavare acqua impiegando energia che viene sottratta alle nostre performance fisiche e mentali.

Spesso sentiamo dire che siamo fatti in larga parte di acqua. Effettivamente siamo solidi ma lo siamo solo in funzione dell'acqua che c'è nei nostri tessuti: come la manichetta degli idranti che diventa solida solo quando ci passa l'acqua. Il nostro corpo ha la consistenza che conosciamo perché l'acqua che riempie la cellula esercita una pressione sull'involucro cellulare che le conferisce forma e consistenza.

Se analizziamo la composizione dei nostri organi, scopriamo che polmoni e cuore sono composti di acqua per il 70,9%, i muscoli per il 75%, il fegato per il 73,5%, e la milza per il 77%. Gli organi la cui percentuale di liquido è più alta sono il cervello e il cervelletto. La loro percentuale è dell'83%.

Tecnicamente i liquidi presenti nel nostro corpo sono: sangue, siero extracellulare e siero intracellulare. Il liquido che si trova più in superficie è il sangue e rappresenta il 5% del nostro peso.

Il siero extracellulare, si trova all'esterno della cellula. Le circonda e le bagna, riempiendo i piccoli spazi o interstizi che separano le cellule le une dalle altre. Questo liquido costituisce il 15% del peso corporeo. Il siero intracellulare è composto da tutti i liquidi situati all'interno delle cellule. Il siero intracellulare rappresenta il 50% del peso corporeo.

Le funzioni dell'acqua nell'organismo sono molteplici. Oltre al ruolo strutturale e di trasporto dei nutrimenti, partecipa al funzionamento dell'organismo. Non esiste processo biochimico nel nostro corpo che può fare a meno dell'acqua. Possiamo individuare le seguenti funzioni principali:

- L'acqua, decomponendo le sostanze che sono sospese in essa produce reazioni chimiche (funzione idrolitica)
- Si sa che i reni sono dedicati alla depurazione del sangue ma questa funzione avviene grazie alla pressione esercitata sui reni dal liquido condotto dall'arteria renale. Senza acqua i reni non possono esercitare la loro funzione depurativa (funzione eliminatoria)
- Evaporando attraverso la pelle, l'acqua raffredda il corpo (funzione termoregolatrice)
- Attraverso la sua presenza nei vasi, sufficiente o meno, l'acqua modifica la

pressione sanguigna e la mobilità del sangue (funzione circolatoria)

- Gli scambi tra l'interno e l'esterno delle cellule, avvengono grazie alla differenza di pressione esercitata dai liquidi ai due lati delle membrane cellulari (funzione osmotica)
- Entrando ed uscendo dalle cellule l'acqua produce energia idroelettrica che viene immagazzinata sotto forma di acido adenosintrifosfato o ATP, il carburante delle nostre cellule (funzione energetica)
- L'acqua agisce inoltre come attivatore o inibitore delle reazioni biochimiche del nostro corpo (funzione attivatrice)

Quando i liquidi organici, il sangue e la linfa diventano densi, più le reazioni biochimiche avvengono lentamente. Se beviamo adeguatamente, il nostro motore può funzionare a pieno regime mentre, se l'acqua scarseggia, il nostro motore rallenta.

Nel nostro organismo l'acqua ha un suo ciclo: viene immessa dall'esterno, viene assorbita da tessuti e cellule e alla fine viene eliminata. In questo ciclo è molto importante che venga mantenuto l'equilibrio poiché non possiamo immettere meno acqua di quanta viene eliminata se non vogliamo entrare in uno stato di disidratazione. Ora, ogni giorno, solo per le normali funzioni fisiologiche, generiamo una perdita di liquidi mediamente pari a 2,5 l di cui mediamente 1,5 l attraverso l'urina, 0,5 l attraverso il sudore, 0,4 l attraverso i polmoni e 0,1 l attraverso l'intestino.

Anche un lieve stato di disidratazione può influenzare la nostra energia e la nostra vitalità. È sufficiente una perdita di liquidi equivalente all'1% del peso corporeo perché le capacità di lavoro del nostro organismo diminuiscano del 10%. Con il 2% di perdita, l'efficacia diminuisce del 20%. Questo indebolimento continua allo stesso ritmo fino al 10% circa di perdita rispetto al peso corporeo. In questa condizione avviene la perdita della coscienza e di qualunque capacità fisica e motoria.

Quando l'apporto di acqua dall'esterno non è sufficiente, il nostro organismo inizia a mettere in pausa progressivamente alcune funzioni, ad esempio quella della disintossicazione.

Ai giorni nostri, molte persone bevono in quantità insufficiente, e sono pertanto in uno stato di disidratazione cronica. La disidratazione cronica provoca il rallentamento enzimatico e l'autointossicazione.

Ogni giorno, le nostre cellule producono dei rifiuti e dei residui metabolici e l'acqua è il supporto indispensabile per convogliare questi rifiuti verso gli apparati che ci permettono di eliminarli. Quando non c'è acqua a sufficienza le urine diventano più rare e dense, il sudore più concentrato e le feci più asciutte e dure. In queste condizioni le tossine incominciano a depositarsi sulle pareti dei vasi sanguinei e a congestionare gli organi.

Gli enzimi realizzano le molteplici trasformazioni biochimiche necessarie al funzionamento organico. Per funzionare correttamente gli enzimi hanno bisogno di un ambiente ricco di acqua. Più l'ambiente è intasato da tossine, più gli enzimi faticano a svolgere la loro funzione e le trasformazioni biochimiche avvengono in maniera incompleta e intermittente e di conseguenza la produzione di energia, di ormoni, e di altre sostanze necessarie al buon funzionamento dell'organismo, decresce. La disidratazione cronica ci procura quindi una sensazione di stanchezza e affaticamento cronici.

Questo si ripercuote anche a livello psichico con l'effetto che ci viene a mancare la voglia di fare e la gioia di vivere. Se una persona cronicamente disidratata beve di nuovo acqua a sufficienza, ritroverà energia. La disponibilità di acqua rilancia l'attività degli enzimi con un ritorno immediato di forza e vitalità.

La sete è un segnale di allarme ma molte persone non sentono questo segnale e di conseguenza bevono pochissimo. L'assenza ripetuta di reazione ai segnali d'allarme della sete fa si che lo stimolo della sete si riduca progressivamente poiché il nostro corpo si adatta. Non sentiamo più lo stimolo della sete ma questo non significa che non siamo disidratati e non subiamo le conseguenze della disidratazione. Spesso inoltre facciamo confusione tra la sete e la fame. Se mangiamo la sensazione di sete sparisce.

Fortunatamente il nostro corpo si adatta in entrambe le direzioni per cui, riprendendo a bere regolarmente, lo stimolo della sete, utile segnale, torna.

Non tutte le bevande hanno lo stesso valore. Una bevanda deve essere facilmente assimilabile dal tubo digerente e attraversare agevolmente le pareti dei capillari e delle membrane cellulari e allo stesso tempo non deve presentare inconvenienti o effetti collaterali negativi come disturbare la digestione o stimolare eccessivamente il transito intestinale.

Il liquido che risponde meglio a tutte queste esigenze è l'acqua, un'acqua di qualità, possibilmente viva.

La quantità di acqua da bere dipende dalla nostra costituzione fisica. A grandi linee dobbiamo bere 1 litro di acqua ogni 30 kg di peso corporeo.

L'acqua viva dà energia, neutralizza i radicali liberi, ripulisce l'organismo, frena il processo di invecchiamento e scioglie i depositi di grasso.

Se abbiamo problemi di peso superfluo, invece di bere le solite bevande, è meglio sostituirle con tanta acqua viva alcalina e seguire un regime alimentare dissociato evitando di mescolare prodotti incompatibili ed il peso in eccesso sparirà da solo.

L'acqua viva alcalina aiuta a mantenere puliti e alcalini i nostri fluidi organici. Le cellule, per rimanere sane, hanno bisogno di respirare ossigeno. Basta un debole aumento del pH del nostro organismo, anche solo dello 0.15%, che la capacità di assorbimento di ossigeno da parte delle cellule aumenta fino al 60%.

Se manteniamo, quindi, un alto indice di pH tutto il nostro organismo ne beneficia.

La terza importante proprietà dell'acqua viva è la sua struttura. Il nostro organismo non è in grado di assorbire un'acqua con una struttura non adeguata e se la struttura non è presente nell'acqua che ingeriamo il nostro organismo deve utilizzare energia per costruire la struttura.

Per questo processo, come puoi ben immaginare, vengono spese molte risorse e molta energia. Quindi riassumendo l'acqua viva è antiossidante, alcalina, strutturata. È più facile per l'organismo assorbire quest'acqua. Il nostro corpo riconosce subito ciò che è vivo, cioè ha una vibrazione energetica alta e di conseguenza reagisce in modo positivo.

Per stare bene dobbiamo abituarci quindi a bere una quantità sufficiente di acqua di buona qualità. Per farlo possiamo inventarci delle strategie come ad esempio fissare un orario, una serie di momenti chiave in cui ogni giorno assumiamo acqua. Una seconda strategia consiste nel prepararci in anticipo la quantità da bere ogni giorno e continuare a bere fino a che non abbiamo bevuto tutta l'acqua che abbiamo preparato. Possiamo anche ricordarci di bere ogni volta che andiamo in bagno un volume d'acqua pari a quello eliminato. Ognuno deve trovare il sistema più adatto alle proprie esigenze, la cosa importante è che beviamo ogni giorno in quantità sufficiente.

Riassumendo:

- Siamo fatti per più del 70% di acqua e l'acqua è di fondamentale importanza per il corretto funzionamento del nostro organismo.
- Se beviamo in modo adeguato siamo più efficienti e vitali.
- Molte persone vivono in uno stato di disidratazione cronica e non sentono più lo stimolo della sete.
- Riabituandoci a bere in quantità adeguata il nostro organismo riprende a funzionare in modo efficiente e lo stimolo della sete ricompare.
- Non tutte le bevande sono adeguate. La miglior bevanda è l'acqua pura, alcalina e ionizzata.

CAPITOLO 4:
ACQUA ALCALINA E ATTIVITÀ SPORTIVA

Capitolo 4
Acqua alcalina e attività sportiva

L'elevata attività fisica, dal punto di vista acido/base, può produrre effetti devastanti. Se una disciplina è eseguita in modo intenso e prolungato, produce acido lattico, quindi acido, che, come sappiamo, alla lunga è la causa di numerosi problemi.

La questione è ancora discussa, ma l'esempio classico di questa teoria sono i ciclisti e i maratoneti che spesso soffrono, già in giovane età, di calvizie e invecchiamento precoce ben visibile in molti di loro.

Spesso anche l'alimentazione di questi atleti non è corretta e le conseguenze di questa alterazione del pH sulla salute possono essere devastanti perchè il carico acido brucia e danneggia precocemente i tessuti.

La domanda da farsi è quindi: come possiamo ottimizzare il nostro pH in modo da incrementare le nostre prestazioni atletiche e contemporaneamente ottenere un miglioramento della nostra salute?

La risposta è semplice: preferendo cibi e bevande alcaline. Per valutare in modo preciso la situazione acido/base un metodo affidabile ed economico è certamente il test del pH delle urine. Si tratta di utilizzare delle cartine tornasole che si possono acquistare in farmacia e si devono inumidire con le seconde urine del mattino. Le prime urine del mattino sono, infatti, sempre acide (pH 6) perché ricche dall'acidità scaricata durante la notte. Il valore ideale del pH dovrebbe essere compreso tra 7 e 7,5, provateci e vedrete che in concreto non c'è l' ha nessuno!

Tra i cibi più acidi troviamo i latticini, e quindi i formaggi, proprio quelli che la medicina ufficiale ci consiglia di assumere per contrastare l'osteoporosi. Più un alimento è acido e più sottrae calcio alle ossa, quindi assumere latticini è addirittura dannoso! Un commento di Marion Nesle, apparso sulla prestigiosa rivista "Le Scienze" nel numero di novembre 2007 cita:

"Curiosamente, alcuni gruppi di popolazioni che mangiano pochi derivati del latte ricchi di calcio, ovvero seguono diete con contenuto di calcio minore di quanto raccomandato dagli esperti, presentano tassi di frattura all' anca (indice di osteoporosi avanzata) inferiori

rispetto ad altri gruppi che consumano grandi quantità di latticini.".

L'alimentazione troppo acida può compromettere anche i nostri muscoli, costruiti con anni di sacrifici e privazioni. Questo perché l'acidosi accelera la perdita della glutammina, che può inficiare le prestazioni in allenamento attraverso un'ampia varietà di meccanismi. Più acido è espulso attraverso le urine e più la massa muscolare perde glutammina. Alla lunga questo processo depaupera il nostro patrimonio di massa muscolare e può compromettere le performance sportive. Una delle conseguenze più gravi dell'invecchiamento è la sarcopenia, che è un termine coniato nel 1988 da Irwin Rosenberg dell'Università di Boston per definire la perdita di massa e funzione muscolare con l'età. Il muscolo è uno dei più importanti consumatori di energia dell'organismo, perché rappresenta il 40% circa del peso corporeo ma anche per la capacità di aumentare il metabolismo. A partire dai 40/45 anni il muscolo perde progressivamente la capacità di consumare energia agli stessi livelli di prima; questa situazione è, sicuramente, il più importante fattore di accumulo di grasso corporeo in eccesso. Questo produce effetti negativi anche sulla mobilità e sulla funzione respiratoria.

Ognuno di noi è destinato a perdere circa il 40% della sua massa muscolare (la diminuzione è più evidente nei maschi che nelle femmine) tra i 20 e gli 80 anni. Il 40% delle donne tra i 55-64, il 45% tra i 65-74 e il 65% tra i 75-84 anni non è più in grado di sollevare un peso di 4.5 kg. Per evitare questi effetti dobbiamo alimentarci in modo da ottenere un migliore equilibrio acido-base e assumere ad esempio degli integratori di glutammina, in modo da incrementare l'ormone della crescita e limitare le problematiche che conducono al decadimento fisico.

La maggior parte degli atleti di mezzofondo e fondo (800 – 1500 – 5000 -10.000 m) consuma soprattutto cibi come la pasta, il pane e il riso, tutti acidi, che compromettono seriamente le riserve della glutammina. Del resto, i maratoneti obiettivamente non sembrano l'emblema della salute, letteralmente corrosi dagli acidi, magrissimi e emaciati, senza l'ombra di muscoli tonici.

Gli atleti per tanto, come e più delle persone sedentarie, hanno l'obbligo di alimentarsi e bere in modo alcalino. Tendiamo a dimenticare che il 70 % del nostro corpo è composto di acqua.

Una gran parte della nostra dieta deve contenere frutta, verdura e acqua a pH che va da 8 a 9,5.

Per gli atleti La dose giornaliera consigliata di acqua alcalina è di almeno 2 litri da assumere soprattutto prima, durante e assolutamente, subito dopo l'allenamento ma anche prima dei pasti, che spesso, ci acidificano.

Questa abitudine è indispensabile per "diluire" gli enzimi della fatica ed eliminarli. L'acqua è un solvente e come molti sportivi sanno, il giorno dopo una gara o un allenamento intenso, si pesa di più per la ritenzione idrica: l'acqua è necessaria al nostro corpo per sciogliere ed eliminare gli enzimi della fatica.

Inoltre, se il livello di pH nel corpo non è in uno stato di equilibrio, non possiamo assimilare efficacemente le vitamine, i sali minerali e le altre sostanze indispensabili al benessere di tutti ma soprattutto di atleti e sportivi.

Riassumendo:

- L'intensa attività fisica produce acido lattico.
- L'alimentazione non adeguata e l'accumulo di acido possono compromettere la funzionalità dei nostri muscoli.
- Per gli atleti ancora più che per le persone sedentarie è importante seguire una dieta alcalina.

CAPITOLO 5:
IL SISTEMA ACQUA LYL

Capitolo 5
Il sistema Acqua LyL

In linea con la sua mission e la sua vision e, considerata l'importanza dell'acqua alcalina per la salute e il benessere di persone comuni e atleti, LyL Projects S.r.l. ha lanciato il progetto Aqua LyL.

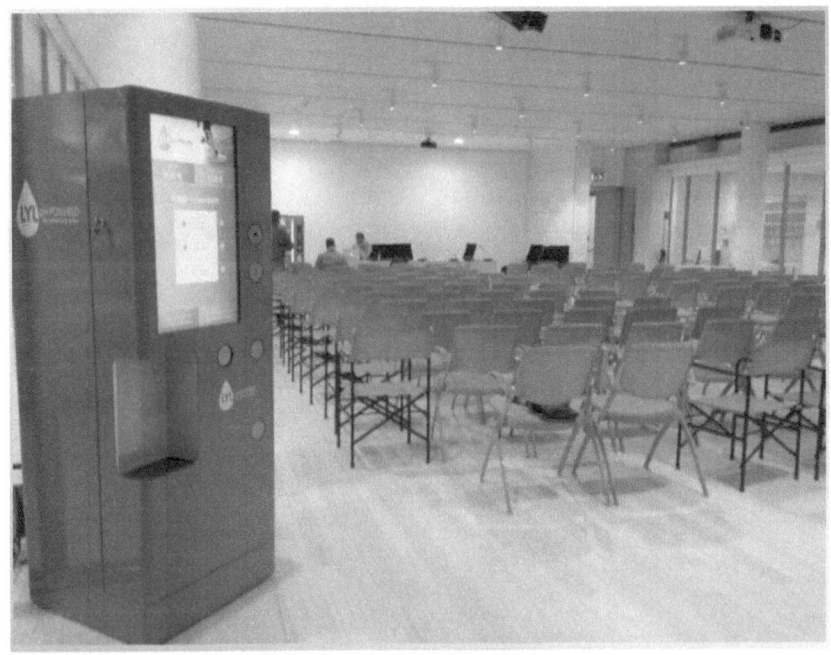

Figura 5.1: AQUA LyL al MUSE di Trento.

AQUA LyL è un sistema che ha come nucleo, come nocciolo, una vending machine che potete vedere qui sopra. Si tratta di un distributore automatico di acqua fresca, microfiltrata, alcalina e ionizzata, con la possibilità di miscelazione con integratori "sportivi" e/o "antiossidanti".

AQUA LyL è adatta a palestre, centri benessere, centri fitness, ma anche ospedali e cliniche specializzate.

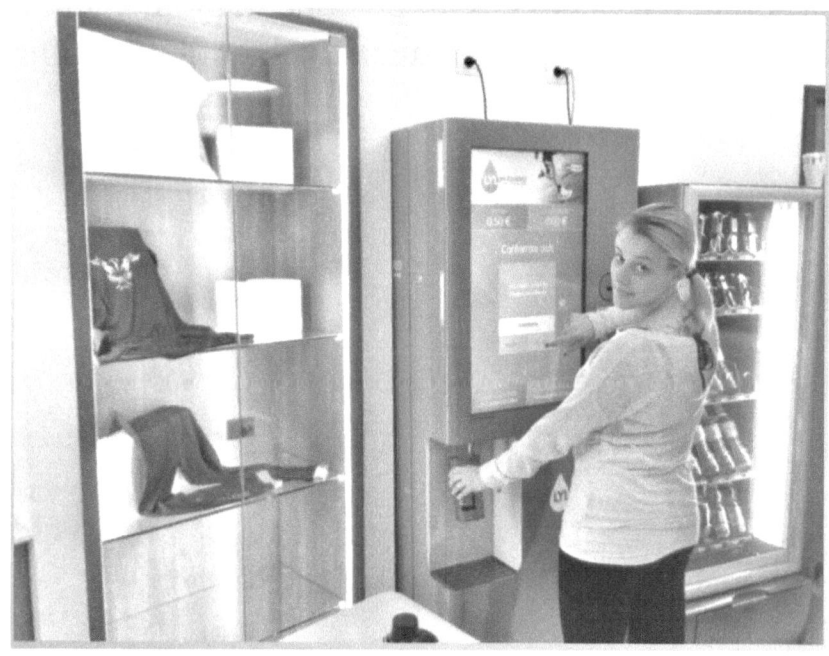

Figura 5.2: AQUA LyL alla palestra Defant's Club di Trento.

La macchina AQUA LyL vi permette di scegliere la tipologia di acqua che preferite. Potete scegliere di bere semplicemente acqua fresca microfiltrata. Potete scegliere il livello di pH e quindi il livello di alcalinità e di ionizzazione.

Infine potete scegliere la miscelazione con integratori "sportivi" e/o "antiossidanti". AQUA LyL produce un'acqua che migliora in modo significativo la qualità della vostra vita.

AQUA LyL è parte di un sistema. La macchina non è infatti solo una vending machine, è anche un totem, un punto informativo, dal quale potrete informarvi sui benefici dell'acqua in generale e dell'acqua alcalina ionizzata in particolare.

Con il suo schermo touch, full HD da 32", AQUA LyL è anche un punto da cui potrete iniziare un percorso che vi porterà a conoscere e, se lo desiderate, acquistare nuovi prodotti collegati alla salute e al benessere.

Fanno parte del sistema AQUA LyL anche una bottiglia innovativa che vi permetterà di accedere e di utilizzare la macchina in modo più semplice e permetterà a tutti noi di risparmiare nelle emissioni di CO_2.

Il sistema AQUA LyL quindi rispetta l'ambiente: riduce la produzione di rifiuti plastici contribuendo a combattere l'emergenza ambientale e i problemi di inquinamento dovuti all'utilizzo di bottiglie di plastica e al loro smaltimento. AQUA LyL non viaggia per centinaia di chilometri, trasportata da inquinanti TIR.

Altra parte del sistema AQUA LyL, è una App gratuita che vi permetterà di conoscere in modo molto semplice il vostro livello di idratazione e vi darà dei consigli dicendovi quando bere acqua. Questa App funziona proprio come un *coach* personale che vi aiuterà ad acquisire l'abitudine di bere una quantità giornaliera di acqua sufficiente a coprire il fabbisogno del vostro corpo.

Riassumendo:

- Aqua LyL è il progetto di LyL Projects dedicato all'acqua alcalina ed alla cultura del bere sano.
- Aqua LyL è una vending machine adatta a palestre e centri benessere, capace di produrre acqua pura, alcalina ionizzata con l'eventuale aggiunta di integratori.
- Aqua LyL è anche una bottiglia intelligente che ci permette di ridurre le emissioni di CO_2.
- Aqua LyL è una App che agisce come un coach e ci aiuta ad acquisire l'abitudine di bere in modo sufficiente al fabbisogno del nostro organismo.

CAPITOLO 6: CONCLUSIONE

Capitolo 6
Conclusione

In questa breve pubblicazione abbiamo descritto alcune caratteristiche dell'acqua alcalina ionizzata e abbiamo compreso quanto possa essere importante per il nostro benessere e la nostra salute [14-18].

In sintesi possiamo riassumere le principali ragioni per bere acqua alcalina ionizzata. Nel cervello, esiste un sistema di controllo che riconosce quando i livelli di energia sono troppo bassi per il buon funzionamento del nostro corpo. Sono, infatti, necessari dei livelli minimi di glucosio e di acqua. Se questi livelli scendono sotto una determinata soglia, il cervello ci invia contemporaneamente due stimoli, quello della fame e quello della sete. È molto comune che i due segnali non si distinguano per cui spesso li confondiamo e li interpretiamo come desiderio di mangiare. Bere un grande bicchiere d'acqua prima di ogni pasto o spuntino (ogni volta che vi accingete a mangiare qualcosa), differenzierà i due stimoli, e vi farà capire che la maggior parte delle volte avete solamente bisogno di acqua.

Bere acqua quando sentite un buco nello stomaco simile a un'irritazione gastrica, lava via un pò dell'acido cloridrico e smorza questa sensazione, evitandovi di tamponarla con del pane o altro cibo (in questi casi si tende a usare cibi morbidi come i farinacei).

L'acqua pura, pulita e alcalina, elimina dall'interno del nostro corpo le scorie, e i reni fanno un lavoro di drenaggio che aiuta a far defluire i liquidi sporchi che, se trattenuti, ci gonfiano talvolta fino a storpiare i nostri lineamenti.

In certi casi, quando l'alimentazione è troppo ricca di alimenti acidi (farine bianche, zuccheri, carni e latticini), l'acqua da sola non basta. Bisogna spostare il pH dei nostri tessuti da acido a basico. Possiamo fare questo mangiando tanta frutta e verdura cruda, riducendo drasticamente, se non eliminando, i suddetti cibi, oppure assumendo un integratore di sali minerali basificanti o ancora assumendo acqua alcalina ionizzata.

Un'altra ragione per bere acqua è che questo aiuta a dimagrire. Il corpo umano possiede la capacità di generare energia idroelettrica ogni volta che un flusso di acqua pura attraversa le sue membrane cellulari. Bevendo più acqua avremo quindi bisogno di meno zuccheri.

Se siete sportivi, un intero capitolo è stato dedicato a descrivere in che modo potrete trarre beneficio dall'uso di acqua alcalina ionizzata.

In linea con la sua mission e la sua vision LyL Projects S.r.l. ha lanciato il progetto Aqua LyL. Potete trovare ulteriori informazioni sul progetto Aqua LyL al sito web http://www.aqualyl.it.

Per vivere sani e felici bevete acqua di buona qualità, possibilmente fresca, pura e alcalina ionizzata.

BIBLIOGRAFIA

Bibliografia

[1] A.Sebastian, S. Harris et al., Improved Mineral Balance and Skeletal Metabolism in Postmenopausal Women Treated with Potassium Bicarbonate, N Engl J Med 1994; 330:1776-1781.

[2] B. Dawson-Hughes, S.Harris et al., Treatment with Potassium Bicarbonate Lower calcium Excretion and None Resorption in Older Men and Woman, J Clin End and Metab Jan1, 2009 vol.94 96-102.

[3] J.Vormann, R.M Cseuz, I. Barna, Alkaline Mineral Supplementation Decreases Pain in Rheumatoid Arthritis: a Pilot Study, Conference Paper presented at the 2nd International Acid-Base Symposium in Munich September 2006.

[4] J. Vormann, M. Worlitschek et al., Supplementationwith alkaline minerals reduces symptoms in patients with chronic low back

pain, J Trace Elem Med Biol vol.15 pp179-183 2001.

[5] A. Silv, J. Yunes et al., The Potential Role of Systemic Buffers in Reducing Intratumoral Extracellular pH and Acid-Mediated Invasion, Canc Res 2009; 69(6):2677-84.

[6] R. Gatenby, E. Gawlinski et al., Acid-mediated Tumor invasion: a Multidisciplinary Study, Canc Res May 15, 2006 66;5216.

[7] D. Ioannis; F. Ioannis et al., Dose-related Effects of Prolonged NACO3 Ingestion during High-Intensity Exercise, Med & Sci in Sports Oct 2006-vol 38-Issue 10-pp 1746-1753.

[8] D. Bishop, C. Brett, Effects of Induced Metabolic Alkalosison Prolonged Intermittent-Sprint Performance, Med & Sci in Sports.

[9] D. Konig, K. Muser, Effect of a supplement rich in alkaline minerals on acid-base balance in humans, Nutrition Journal 2009, 8:23.

[10] O. Warburg O., The origin of cancer cells, Science 1956 Feb 24;123(3191): 309-14.

[11] Remer T, Manz F., Potential renal acid load of foods and its infuence on urine pH, J Am Diet Ass 1995 Jul;95(7): 791-7.

[12] Fang, R. Gilles, R. Gatenby, Adaptation to hypoxia and acidosis in carcinogenesis and tumor progression, Semin Cancer Biol 2008 October; 18(5): 330-337.

[13] Manz F. History of nutrition and acid-base physiology, Eur J Nutr 2001 Oct; 40(5): 189-99.

[14] R. O. Young, S. R. Young, Il Miracolo del pH ALCALINO. Bilanciate la vostra dieta, recuperate la vostra salute, Bis Edizioni, 2011.

[15] Theodore A. Baroody, Rocco Palmisano, Alcalinizzatevi e Ionizzatevi. Per vivere sani e longevi, Bis Edizioni, 2014.

[16] Wang Sang, Invertire l'invecchiamento, Macro Edizioni, 2006.

[17] T. Colin Campbell, Thomas M. Campbell II, S. Nerini e P. Barberis, The China Study: Lo studio più completo sull'alimentazione mai condotto finora, Macro Edizioni, 2013.

[18] Fereydoon Batmanghelidj, Il tuo corpo implora acqua (Biblioteca del benessere), Macro Edizioni, 2012.